APERÇU

SUR

LES EAUX MINÉRALES

DE SAINT-SAUVEUR-LES-BAINS

APERCU

SUR LES

EAUX MINÉRALES

DE

SAINT-SAUVEUR-LES-BAINS

En particulier sur la Source de Houtalade

PAR J. M. PEYRAMALE

Docteur en médecine de la Faculté de Paris
résidant à Saint-Sauveur

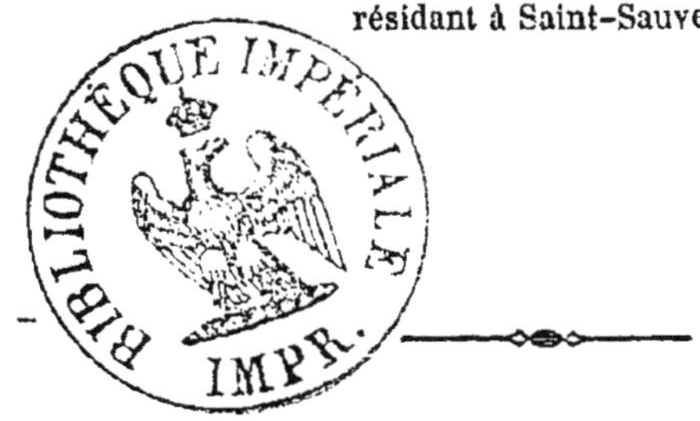

PARIS

TYPOGRAPHIE DE CH. LAHURE
Imprimeur du Sénat et de la Cour de Cassation
rue de Vaugirard, 9.

1854

SAINT-SAUVEUR-LES-BAINS.

Dans le département des Hautes-Pyrénées, à 48 kilomètres de Tarbes, vers le sud, se trouve, au milieu des montagnes, le petit village de Saint-Sauveur, élevé de 395 toises au-dessus du niveau de la mer.

Il domine le délicieux vallon de Luz, duquel le détachent, par le sud-ouest, le gave de Gavarnie et une élévation d'environ 80 mètres. La nature et l'art semblent s'être concertés pour l'avantage et l'agrément des malades qui se rendent dans ce lieu.

Charme du climat, beauté du site, richesse de la végétation, commodité, élégance et propreté des maisons, aménité des habitants, promenades agréables, grand calme, tout ce qui peut aider à la vertu des eaux se trouve réuni à Saint-Sauveur. Deux hôtels magnifiques offrent une nourriture saine et variée avec une propreté exquise.

Il est placé entre Baréges et Cauterets, à une assez petite distance de l'un et de l'autre.

Abrité du nord et de l'ouest par les montagnes, Saint-Sauveur offre une température douce qui permet d'y commencer la saison dans les premiers jours de mai, et de la prolonger jusqu'à la fin d'octobre. Six cents étrangers peuvent y être logés à la fois. Il en est qui aimant mieux un séjour plus animé, se logent à Luz, qui n'en est séparé que par une jolie promenade d'un kilomètre.

Saint-Sauveur avait joui, dans un temps heureux, de très-beaux jours auxquels succéda un ciel nébuleux. A quoi avait tenu sa vogue? En vain dirait-on que ce n'est pas à des cures remarquables, surprenantes, qui avaien retenti au loin, que ce fut une mode, un point de réunion pour la haute société.

S'il fut longtemps de mode pour elle de se réunir à Saint-Sauveur, ce fut pour y restaurer des santés délabrées.

D'où a pu venir une opinion aussi fâcheuse que fausse contre cette station thermale? Une des principales raisons se trouve peut-être dans cette réflexion d'un poëte philosophe :

> Segnius irritant animos demissa per aures
> Quam quæ sunt oculis subjecta. . . . .

Un malade qui a une affection qui dégrade sa figure, qui frappe de loin les regards, ou qui ne peut marcher qu'avec des béquilles, guérit-il, le public a constaté cette cure, et de tous côtés on parle, avec raison, de l'agent minéral auquel elle est due.

Mais que des maladies internes, qu'on ne peut voir, dont on ne voudrait pas quelquefois laisser soupçonner l'existence, soient enlevées par un autre agent minéral, il en sera peu fait mention, parce que le mal et la guérison seront passés inaperçus. Saint-Sauveur est dans la dernière catégorie.

Qu'une de ces affections qui, par une modification anormale de l'innervation, troublent ou suspendent les fonctions les plus essentielles à la vie, de l'*encéphale*, du *cœur*, de l'*estomac*, des *intestins*, des *reins*, de la *vessie*, et qui occasionnent des douleurs intolérables, soit enlevée par Saint-Sauveur, il n'y aura guère que celui qui en aura été délivré qui en rende témoignage.

Bien des malades, regardant ces eaux comme inoffensives, se dirigent eux-mêmes dans l'usage qu'ils en font ; ils apprennent à leurs dépens qu'ils les ont mal jugées, tandis que, par une juste application, ils auraient pu en retirer de bons effets.

Des courses fatigantes sont une autre cause qui nuit souvent à l'efficacité de cette *hydrothérapie* thermale. Les maladies qui sont traitées à Saint-Sauveur s'accommodent bien en général d'un exercice modéré, mais non d'un exercice exagéré.

Saint-Sauveur a sa spécialité. Aujourd'hui, plus que jamais, se présentent au médecin des maladies contre lesquelles est indiquée cette médication particulière.

Les causes qui produisent des névroses sous tant de formes diverses se sont prodigieusement multipliées ; les émotions vives de douleur et quelquefois de joie, résultant de grandes secousses des États qui entraînent de nombreux bouleversements dans les fortunes privées, les travaux excessifs des facultés intellectuelles, l'abus des jouissances, les mécomptes de l'ambition, fièvre de nos jours, etc.

Le médecin ne formule pas comme la nature ; le pharmacien ne manipule pas aussi bien qu'elle. Aussi la médication des eaux minérales offrira-t-elle toujours des ressources qu'aucune combinaison thérapeutique artificielle ne saurait remplacer. Elle est néanmoins fort souvent le sujet d'objections qui ne sont pas difficiles à détruire ; je vais en prendre la preuve dans l'excellent *Traité des eaux minérales des Pyrénées* par M. Filhol :

« .... C'est cette ressemblance dans la manière d'agir de toutes les eaux minérales qui a fait penser à quelques auteurs que la distraction, le voyage, le changement d'habitudes et de régime, le séjour dans un air plus pur contribuaient pour beaucoup à la guérison dans un grand nombre de cas.

« Il est certain qu'on ne saurait nier l'influence favorable que ces diverses circonstances peuvent exercer sur plusieurs malades ; mais quand on voit les gens de la localité même trouver leur guérison auprès de certaines sources, sans changement dans leur manière de vivre habituelle, et qu'ils ne se livrent à aucune des distractions que recherchent ordinairement les étrangers, on est bien obligé de reconnaître que l'action curative des eaux leur est propre, et est souvent indépendante de l'influence de tout changement dans la manière de vivre. »

HONTALADE.

Il existe à Saint-Sauveur une source d'eau minérale très-précieuse à mes yeux, et cependant très-peu connue. C'est un bon office à rendre et à celui qui a perdu la santé et à celui qui est appelé à la lui faire recouvrer, de faire connaître un moyen aussi efficace dans certains cas que facile à employer.

Je vais essayer de commencer à remplir cette lacune en attendant que quelque autre fasse mieux.

M. Bérard, professeur de la Faculté de Montpellier, en a fait l'analyse, dont voici la copie qui m'a été donnée :

Gaz hydrosulfurique combiné avec la soude. 0^{gr},5000
Gaz azote................................. 0 ,7000

En outre, sur 10000 grammes, cette eau contient les substances suivantes :

Barégine ou glairine...................... 0^{gr},260
Soude et acide hydrosulfurique............. 0 ,316
Chlorure de sodium........................ 0 ,760
Sulfate de magnésie....................... 0 ,40
Carbonate de chaux........................ 0 ,63
Carbonate de magnésie..................... 0 ,45
Silice.................................... 0 ,145

Cette source jaillit à 50 ou 60 mètres au-dessus du village. On y arrive par un petit chemin que le propriétaire a promis d'améliorer, et qui offre à chaque pas un coup d'œil agréable et varié.

La couleur du dépôt contenu dans le petit bassin, qui reçoit l'eau de Hontalade à sa sortie de la roche et certains effets thérapeutiques, m'ont fait présumer qu'elle contient de l'iode. J'ai prié M. Paillasson de Lourde d'en faire l'analyse. M. Paillasson, connu par sa capacité et son expérience dans cette sorte d'opérations aussi bien que dans les préparations pharmaceutiques, a trouvé de l'iode dans l'eau de Hontalade; mais il ne sait pas encore quelle en est la quantité. Nous ferons bientôt des recherches pour la déterminer. Quant aux autres principes, il s'accorde assez avec M. Bérard.

Quoique l'analyse chimique ne donne pas d'une manière exacte la connaissance des vertus d'une eau minérale, elle fournit une grande donnée. Avec ce point de départ, des observations justes, une appréciation rigoureuse de la température, de la maladie et du malade, le médecin peut se diriger avec certitude.

A la vue des éléments qui composent l'eau de Hontalade, l'homme de l'art se dit qu'elle jouit nécessairement de propriétés puissantes. Par son peu de calorique et par son alcalinité, il la juge peu altérable, commode à transporter. Et c'est ainsi que l'expérience s'est déjà prononcée.

Elle me paraît avoir une assez grande analogie avec l'eau de Bonnes. Celle-ci est remarquable surtout, dit M. Filhol, par la forte proportion de *chlorure de sodium* et de *matière organique* qu'elle renferme.

L'eau de Hontalade contient aussi en grande proportion le chlorure de sodium. La matière organique y abonde. M. Gintrac a constaté dans l'une et dans l'autre la présence du sulfure de sodium : Hontalade en renferme presque le double.

La principale différence qui existe entre ces deux sources, consiste en ce que les sels à base de chaux sont en plus grande quantité dans l'eau de Bonnes, et ceux à base de magnésie dans celle de Hontalade.

La Raillère ne contient ni autant de *chlorure* ni autant de *sulfure de sodium*.

Je vais rapporter quelques faits relatifs à la source de Hontalade seule, d'autres qui lui sont communs avec celle de l'Établissement, et quelques-uns propres à cette dernière. Les observations basées sur la minéralisation et sur le mode balnéaire amèneront aux conséquences théoriques comme la démonstration d'un problème au corollaire.

La température étant de **22°**, cette eau n'est guère employée qu'en boisson. On en a préparé quelquefois des bains, près de la source où l'on voit encore des masures.

PREMIÈRE OBSERVATION.

Un jeune étudiant était au séminaire de Tarbes, toussant, crachant du sang et miné par une fièvre lente. Ses maîtres, craignant de le voir mourir, l'engagèrent à s'en aller chez ses parents, à Luz. Une de ses voisines, apitoyée sur son état, veut lui donner un conseil déduit de sa propre expérience. Elle lui dit que, dans une situation à peu près pareille, l'eau de Hontalade lui avait rendu la vie. Le malade soumet l'idée à des hommes de l'art. Défense expresse d'en boire.

Se jugeant lui-même perdu, il s'achemine un jour. Grande difficulté pour arriver : marchant, s'asseyant, il s'est enfin traîné jusqu'à la source en deux heures (près d'un kilomètre et demi). Il y boit un demi-verre d'eau ; il se repose ; il en boit autant, et il se retire. Le lendemain, se sentant quelque peu mieux, il repart. Il augmente peu à peu la quantité de la boisson, et il va de mieux en mieux.

Après une quinzaine de jours, fièvre, toux, crachement de sang, tout a disparu. Les forces reviennent : bientôt on le voit dans l'état le plus satisfaisant. M. Comera fut regardé dans Luz comme un ressucité. Il a continué plusieurs années l'usage de l'eau de Hontalade. Il se porte à merveille et il parle de sa guérison presque comme d'un miracle. Quelques membres de sa famille ont succombé à la phthisie.

DEUXIÈME OBSERVATION.

Le fils de M. Lacrampe, de Luz, était depuis environ huit années affecté d'un crachement de sang artériel, précédé de toux. On n'osait pas recourir à l'eau minérale. Enfin il se met à boire de l'eau de Hontalade ; après un mois, cessation complète de tout symptôme morbide.

TROISIÈME OBSERVATION.

M. Baron, officier de police, était en proie, depuis un an, à une toux sèche, fréquente, qui lui avait enlevé le sommeil, et l'avait réduit à une maigreur très-frappante. C'était en vain qu'on l'avait saigné à diverses reprises, et qu'on lui avait administré divers médicaments. On craignait pour sa vie, lorsqu'on l'envoya à Saint-Sauveur.

Chaque jour il prenait deux verres d'eau de Hontalade; point de bains. Cette boisson fut l'unique médication dont fit usage M. Baron, durant une douzaine de jours. Il n'en fallut pas davantage pour que la toux et toute douleur fussent complétement enlevées. Il recouvra le sommeil, un grand appétit; et bientôt on lui vit l'embonpoint et la santé florissante dont il jouit depuis.

QUATRIÈME OBSERVATION.

Marie, de Saint-Sauveur, âgée de trente ans, tempérament sanguin, avait, depuis trois mois, par suite d'un refroidissement, un enrouement pénible pour ceux qui l'entendaient comme pour elle-même.

Je lui conseillai l'eau de Hontalade en boisson et en gargarisme. Quelque temps après que je ne l'eus plus vue, frappé de la clarté de sa voix, je lui demandai depuis quand était survenu ce changement. Elle me dit, en m'exprimant sa reconnaissance, qu'il lui avait suffi de se conformer à mon ordonnance, six jours ou huit.

CINQUIÈME OBSERVATION.

M..., âgée de vingt-cinq ou vingt-sept ans, brune, de constitution assez forte. Extinction de voix et oppression de poitrine avec chronicité.

Eau de Hontalade avec lait d'ânesse. Après quatre jours, différence dans le timbre de sa voix : après huit, amendement considérable. Je ne l'ai pas vue depuis.

SIXIÈME OBSERVATION.

M..., vicaire de Gr..., tempérament nerveux et lymphatique, à la suite de la grippe, des fatigues du confessionnal et du régime du carême, éprouve des douleurs à la poitrine et derrière les épaules; il tousse, il crache un peu de sang.

Il va boire à Hontalade, dix-huit ou vingt jours. Tous les symptômes morbides cessent : il n'a plus éprouvé aucun dérangement depuis deux ans.

SEPTIÈME OBSERVATION.

Un capitaine de marine, bâti en hercule, âgé d'environ cinquante ans, a l'imprudence de quitter, par un temps froid, la flanelle à laquelle il était habitué depuis plusieurs années. Un catarrhe pulmonaire se déclare avec crachats parfois rouillés.

Il va faire usage, après huit mois à peu près, de l'eau de Baréges en boisson. Il crache du sang vif; la toux augmente, le sommeil diminue; c'est surtout la nuit qu'il tousse et qu'il expectore le plus. Grande surexcitation; augmentation de l'oppression et de la douleur de la poitrine.

Il se rend à Saint-Sauveur. Il y avait induration ou hépatisation dans le poumon gauche. Le passage de l'air ne s'y faisait entendre que très-peu : il était parfait dans le droit.

Il boit de l'eau de Hontalade, à petites doses, deux fois dans la journée. Après cinq jours, amélioration. Je l'engage à boire de trois à quatre verres d'eau, chaque jour. Quinze jours après son arrivée, il ne tousse plus la nuit: son sommeil n'est point interrompu. Il a encore quelques petites quintes le matin. Il se sent mieux d'un jour à l'autre : l'espoir de guérir lui est revenu.

Après trois semaines, je trouve de la perméabilité dans le poumon gauche. Il survient de la surexcitation. Le malade est obligé de se rendre dans sa famille; il part content du bénéfice qu'il doit à Saint-Sauveur.

Il en aurait, sans doute, retiré un plus grand s'il eût été saigné lorsque la surexcitation se déclara, et s'il eût pu prolonger sa station un peu plus. Je l'engageai à se faire saigner immédiatement après son voyage.

HUITIÈME OBSERVATION.

Mme de S..., tourmentée par des migraines violentes et fréquentes, s'était rendue à Saint-Sauveur. Elle buvait à l'Établissement et s'y baignait depuis quinze jours, sans aucune amélioration, lorsque je fus appelé auprès d'elle. Elle était déconcertée et décidée à se retirer. Avec les instances de son mari, j'obtins, mais non sans peine, qu'elle différât quinze jours pour boire à Hontalade. Nous nous rendons tous les trois à la source. Elle me demande de lui donner l'exemple : j'avale un bon verre d'eau ; elle en fait autant et continue quinze jours.

Ses migraines furent considérablement diminuées. Quelques mois après, son mari m'écrivait que l'eau de Hontalade avait produit un excellent effet sur sa femme.

NEUVIÈME OBSERVATION.

Les plus grandes privations, les plus grandes peines de l'esprit et du corps avaient délabré la santé de M. de C. Les fonctions digestives étaient entièrement troublées : il ne digérait, ni ne dormait, ni ne pouvait presque se mouvoir. Il dut à l'eau de Hontalade, prise environ un mois, le changement le plus heureux. Sa santé, depuis lors, a été excellente.

DIXIÈME OBSERVATION.

La vie de cabinet avait presque paralysé les intestins de M. F. Les reins aussi fonctionnaient mal. Il usait des eaux de l'Établissement sans succès. Il parlait de se retirer, lorsqu'on l'engagea à essayer de Hontalade. Après quelques jours, il éprouva une abondante évacuation alvine ;

l'émission des urines fut aussi plus facile. Il quitta Saint-Sauveur parfaitement rétabli.

ONZIÈME OBSERVATION.

Depuis que j'avais écrit mes premières observations, j'ai recueilli la suivante :

La santé de Mlle D..., âgée de quarante ans, est altérée depuis plus de vingt. Elle est d'un tempérament sanguin et nerveux. Les fonctions des organes digestifs s'exécutent difficilement ; celles des organes circulatoires sont souvent anormales : elle est fort sujette à des palpitations pénibles et à des rhumes.

Un crachement de sang, précédé d'une toux opiniâtre survint, il y a trois ou quatre ans ; son abondance et sa persistance inspirèrent de grandes craintes.

Depuis cette violente secousse, sa santé était encore plus délicate. Récemment, elle a été déchirée de douleur par la mort d'un parent qu'elle chérissait, et, à peu près en même temps, elle a été affectée d'une toux sèche, fréquente, avec quintes, présentant le caractère d'une coqueluche des plus intenses. Il y avait en outre fièvre, insomnie, grande prostration et découragement. Après avoir employé en vain les moyens usités en pareil cas, nous étions à bout de voie, mon confrère et ami Desnoyés et moi, lorsque nous nous décidâmes à essayer de l'eau de Hontalade. Nous la donnâmes d'abord à très-petite dose et coupée. Nous l'augmentâmes en observant la tolérance des organes, et nous ne tardâmes pas à voir la toux diminuer, le sommeil revenir, les palpitations se modérer, les organes digestifs se réveiller. En un mot, après avoir bu douze ou quinze litres d'eau, Mlle D... a été dans un état rassurant, et elle continue de faire des progrès de plus en plus satisfaisants. Elle se porte mieux maintenant qu'elle ne s'était portée depuis plusieurs années.

Beaucoup de personnes sujettes à de fréquentes et violentes migraines m'ont dit avoir dû à la source de Hontalade un grand soulagement, une augmentation considérable d'action dans leurs facultés digestives.

On cite à Saint-Sauveur et dans les environs une foule de guérisons remarquables par cette eau.

Il est incontestable que la source de Hontalade agit très-puissamment sur les organes respiratoires et digestifs. L'agent capable de combattre divers troubles de leurs fonctions si essentielles à la vie, est d'une haute importance en thérapeutique. Je tàcherai de préciser plus loin les cas morbides dans lesquels elle doit être employée.

ÉTABLISSEMENT THERMAL.

L'Établissement thermal est situé au milieu de Saint-Sauveur ; son côté oriental offre une vue très-pittoresque. Il est remarquable par une élégante simplicité. Il se compose de seize cabinets de bains, de deux douches, l'une ascendante, l'autre descendante, et d'une buvette. L'eau qui se perd, surtout par la buvette, coulant nuit et jour (faute d'un robinet) et par le trop de longueur et de largeur des baignoires, en alimenterait bien quatre de plus. Ce qui serait fort précieux à une époque de la saison où le nombre actuel est insuffisant.

La température des bains varie de $32°,30$ (n° 1) à $34°,20$ (à la douche).

Quoique la température ne soit pas très-élevée, il y a un dégagement de vapeur assez considérable pour qu'on puisse établir utilement un petit salon à inhalation sulfureuse.

D'après l'analyse faite par M. Longchamps, un litre d'eau de l'établissement contient :

Sulfure de sodium.	$0^{gr},025360$
Sulfate de soude.	$0\ ,038680$
Chlorure de sodium.	$0\ ,073598$
Silice.	$0\ ,050710$
A reporter.	$0\ ,188348$

Report........ 0^{gr},188348

Chaux.	0 ,001847
Magnésie.............................	0 ,000242
Soude caustique.	0 ,005201

0^{gr},195638

Potasse caustique... }
Barégine. .... } traces.
Ammoniaque....... }

DOUZIÈME OBSERVATION.

A la suite d'un voyage fatigant et peu après avoir été surpris par un vent très-froid, j'éprouve, une nuit, des besoins fréquents d'uriner, avec douleur et sans effet. Le spasme devient de plus en plus intense. Plusieurs moyens sont employés ; la rétention est invincible jusqu'à l'emploi de la sonde.

La vessie évacuée, les tortures sont calmées; mais c'est à recommencer quelques heures après : elle ne peut reprendre ses fonctions. Le cathétérisme est nécessaire trois autres fois. Depuis, la vessie fonctionne peu à peu ; les sollicitations d'uriner sont fréquentes; il y a ardeur, douleur vive. Après huit jours de cet état, je me rendis à Saint-Sauveur.

Quatre bains au n° 14 produisent une amélioration notable ; après le dixième, c'est presque la guérison.

J'étais parfois mal à l'aise, depuis plusieurs années, par une gastralgie qui avait succédé à un rhumatisme. Je me mis à l'usage de l'eau de Hontalade, deux fois par jour, en continuant les bains.

Vers le trentième jour, survient une démangeaison vive avec éruption de rougeurs sur presque tout le corps, particulièrement à l'épigastre. Le sommeil en est interrompu plusieurs nuits. Bientôt la démangeaison cesse, l'exaltation dans la sensibilité de l'estomac diminue, et les fonctions de cet organe sont meilleures. Quoique les eaux de Saint-Sauveur ne soient guère considérées comme révulsives, j'ai remarqué qu'elles déterminent souvent, sur la périphérie du corps, un surcroît d'action qui est de la révulsion, ou au moins une poussée éliminatrice.

M'étant, un jour, refroidi au bain, il me survint une légère douleur sur l'épaule droite, et une toux fréquente toute la matinée. Je bus un grand verre d'eau à Hontalade : cessation de la toux.

Un autre jour, après une grande fatigue et une abondante transpiration, je m'enroue. Je vais boire deux verres d'eau à la même source, l'enrouement se dissipe. Je ne conclus rien de ces deux petits faits ; je ne fais que les constater.

TREIZIÈME OBSERVATION.

Mlle de P., quinze ans, nerveuse, pâle, maigre ; peu d'appétit, peau du visage rugueuse, squammeuse çà et là ; sans écoulement mensuel depuis trois mois. Demi-bains (n° 14), boisson de Hontalade, lotions d'eau de l'Établissement sur la figure et embrocations avec un liniment approprié, le soir en se couchant.

Après trois semaines, les règles ont reparu. Elle a pris un joli coloris, de l'embonpoint, un très-bon appétit. Plus de rugosités à la peau, rien de furfuracé.

QUATORZIÈME OBSERVATION.

M. D. fut envoyé, à l'âge de vingt-quatre ans, par mon père, à Saint-Sauveur, pour un rhumatisme articulaire du genou et du bras gauche existant depuis plusieurs années. Très-gêné dans la marche lorsqu'il y arriva, après un mois de bains, il s'en alla à pied, par la montagne, jusqu'à Bagnères, en un jour (quarante kilomètres au moins). De cette époque à l'âge de cinquante ans, espace de temps qu'il passa en Amérique, il n'en avait eu aucun ressentiment.

Depuis environ un an, il est affecté d'hémiplégie du côté gauche. Le genou paralysé a été, à plusieurs reprises, le siége d'un rhumatisme violent. Le poignet gauche est sans force. 21 juin, demi-bains de vingt minutes au n° 10, tous les matins ; puis, douches le soir. Après sept bains et quatre douches, il commence à se

servir de la main : la jambe reprend de la souplesse et d
la force. Après douze bains et six douches, il ne sen
plus de douleur au jarret.

4 juillet, il boit un verre d'eau à l'Établissement, le
matin, un à Hontalade, le soir, et il continue jusqu'au
26 juillet. A cette époque la figure est ravivée. **M. D.** re-
marque de jour en jour des progrès dans le membre
inférieur gauche. Il fait des promenades d'une et deux
heures sans appui, tandis qu'à son arrivée, la canne lui
était nécessaire. La pointe du pied gauche ne soulève plus
la poussière. Depuis longtemps, il avait, tous les matins,
la tête lourde, durant six ou huit minutes après son lever;
maintenant cette pesanteur est entièrement dissipée, ainsi
que toute douleur du membre gauche. La tristesse a fait
place à la gaieté. En somme le malade a retiré un grand
avantage de Saint-Sauveur où il a passé six semaines.

QUINZIÈME OBSERVATION.

M. de P.... de Bordeaux, jeune homme doué d'une
bonne constitution, écrivait toute la journée et une partie
de la nuit. Il fut pris de douleurs vagues, fixées le plus
souvent sur le sternum, et puis de la grippe. Toute la poitrine devint le siége d'une irritation intense, et il était
en proie à une toux très-fatigante. Hontalade en boisson,
l'Établissement en bains, le délivrèrent d'abord de la toux,
puis de toute douleur.

SEIZIÈME OBSERVATION.

L'abbé S..., tourmenté depuis plus de deux ans par un
rhumatisme nerveux erratique, qui a fini par se fixer sur
les muscles droits et par troubler les fonctions digestives,
en produisant sur l'épigastre une douleur que le changement du temps exaspère, prend, chaque jour, durant
trois semaines, un bain à l'Établissement et trois verres
d'eau à Hontalade. Il se retire avec un grand soulagement. Deux mois après, il était tout à fait exempt de douleur. Il y avait longtemps, disait-il, qu'il ne s'était porté
aussi bien.

DIX-SEPTIÈME OBSERVATION.

M. B..., ecclésiastique de Paris, arrive à Saint-Sauveur, le 6 juillet. Névrose tantôt à la tête, tantôt aux entrailles, perte du sommeil depuis quatre ans, troubles dans les digestions. Il ne peut plus prêcher; la moindre application de l'esprit le jette dans la prostration.

Je dois à la vérité de dire que le voyage l'avait un peu soulagé. Il fit usage de l'eau de l'Établissement en bains et douches, de celle de Hontalade en boisson, matin et soir. Bientôt le sommeil est si profond et si long que M. l'abbé en est fort surpris. Son appétit, ses forces et sa coloration augmentent d'un jour à l'autre.

Le 14 juillet, il est enchanté de son état. Quinze jours après son arrivée, il se dit guéri, et il repart pour Paris.

DIX-HUITIÈME OBSERVATION.

M. M..., ecclésiastique de Paris, a éprouvé des douleurs vagues sur la poitrine et derrière les épaules : il a toussé. La perméabilité de ses poumons est cependant satisfaisante. Il boit à Hontalade et se baigne au n° 10, un des plus chauds de l'Établissement. Après quinze jours, il ne sent aucune douleur, il dit sa santé parfaite. Il fait un voyage très-pénible en Espagne. Obligé d'aller souvent à pied, par un temps très-chaud, et exposé, en certains moments, à des courants d'air, M. M.... revient tout endolori, très-fatigué, aussi peu content de sa santé qu'il en était enchanté avant de partir. Il ne trouve plus son bain assez chaud. Je lui conseille d'aller se baigner au bois, à Cauterets. Cinq ou six jours après, il se portait bien.

DIX-NEUVIÈME OBSERVATION.

M. A..., de Mont-de-Marsan, lymphatique et nerveux, éprouva à l'âge de vingt-neuf ans, trois ou quatre années après son mariage, un affaiblissement dans les membres inférieurs et de la douleur au tiers inférieur de la colonne vertébrale. Elle devint peu à peu fort intense, et, bientôt, se déclara la paralysie des membres inférieurs avec perte de la chaleur et amaigrissement considérable.

Pas de cause connue, à moins, dit le malade qui raisonne sur son état avec une intelligence rare, que ce ne soit un rhumatisme. Il consulte plusieurs habiles médecins. Ils reconnaissent un gonflement des enveloppes de la moelle épinière par phlegmasie chronique. Des cautères et des moxas sont appliqués successivement et entretenus deux ans. On emploie les moyens les plus héroïques, strychnine, etc., puis Baréges, puis Bagnères-de-Luchon, conseillé par M. Viguerie de Toulouse.

L'année d'après, l'épine dorsale paraissant dégagée, M. A... veut essayer de Saint-Sauveur, où il arrive, le 8 juin. Il faisait à peine quelques pas avec deux béquilles.

Il prend d'abord un bain par jour, puis la douche en même temps. Il éprouve parfois des douleurs vives. Cependant, tantôt plein d'espoir, tantôt découragé, il continue toujours l'usage de l'eau minérale. Des frictions sèches aromatiques, qu'il voulut y ajouter, lui occasionnèrent des douleurs qui le forcèrent à y renoncer.

Le 5 juillet, il se promène avec ses béquilles depuis le bas de Saint-Sauveur jusqu'à l'Établissement. Les douleurs deviennent plus rares, la détente des tendons s'opère, la nutrition se fait mieux. Tout le monde remarqua ces progrès avec satisfaction. Il partit fort content dans les derniers jours du mois.

A la fin de la saison, il est allé prendre quelques bains et douches à Bagnères-de-Luchon où il a fait de nouveaux progrès. Il a eu la bonté de m'écrire une lettre dans laquelle il me dit qu'il a le bonheur d'être arrivé par les eaux thermales à un état qui a dépassé ses espérances.

VINGTIÈME OBSERVATION.

J'envoyai, dans le mois de mai dernier, un jeune homme de vingt-cinq ans, d'assez forte constitution, atteint d'épilepsie depuis plusieurs années, à Saint-Sauveur. Il y passa trois semaines, se baignant et buvant de l'eau de Hontalade. Il y a eu un amendement notable. La maladie étant de vieille date et les accès très-rapprochés, il aurait dû continuer l'usage des eaux au moins deux mois.

VINGT ET UNIÈME OBSERVATION.

P..., de Salles, âgé de trente-deux ans, facies sombre, hébété, tempérament bilieux, est sujet depuis huit ans à des attaques d'épilepsie bien caractérisée. Pas d'apparence de lésion cérébrale, point de douleur de tête, habituellement un peu de constipation. Les attaques devenaient de plus en plus fréquentes; pas de semaine, à la fin, qu'il n'en eût quelqu'une.

Bains à l'Établissement, boisson de Hontalade, deux fois par jour. Point d'attaque à Saint-Sauveur, durant un mois; une le lendemain de son retour, mais moindre, due sans doute au voyage. Pas d'autre depuis sept semaines. La physionomie est plus découverte, le malade est plein d'espoir.

VINGT-DEUXIÈME OBSERVATION.

T..., d'Arcizac, est âgé d'environ trente-cinq ans : il est sujet depuis dix ans au moins à des attaques d'asthme très-violentes et très-longues qui lui ont souvent fait craindre d'être suffoqué d'un moment à l'autre.

Point de lésion ni du cœur, ni des organes respiratoires. Lorsqu'il se rendit à Saint-Sauveur, il avait la respiration très-gênée depuis plusieurs jours. Je lui avais conseillé, trois semaines au moins, d'usage de l'eau de Hontalade et des bains. Après scize jours, pendant lesquels il fit des progrès qu'il appréciait du soir au lendemain, il alla en passer huit à Cauterets, il but à la Raillère et à César. Il ne se trouva pas aussi bien de ce dernier séjour.

Le découragement et la tristesse, qui s'étaient emparés de lui avant l'essai de Saint-Sauveur, ont fait place à l'espérance et à la gaieté. Il se promet d'y retourner dès que les froids seront passés, au mois de mai, et d'y séjourner plus longtemps.

Il est positif que Saint-Sauveur a produit un grand effet dans ce cas, et qu'il doit nécessairement modifier d'une manière avantageuse tout asthme essentiel.

VINGT-TROISIÈME OBSERVATION.

Mme de L., après avoir été deux années, pour un épuisement de poitrine, aux Eaux-Bonnes dont elle s'était bien trouvée, croyait s'y soulager encore une troisième. Il n'en fut pas ainsi. Cette fois, elle fut surexcitée : les eaux provoquèrent la toux et la fièvre. Elle partit pour Saint-Sauveur, où elle se délivra de ces accidents par les bains et par la boisson de Hontalade. Elle se retira, après trois semaines, calmée et fortifiée.

VINGT-QUATRIÈME OBSERVATION.

Mme de B. : état nerveux à un très-haut degré, fièvre tous les soirs, migraines, vomissements, peu de sommeil, constipation habituelle, douleur à la fosse iliaque droite, plaques jaunâtres sur le front et le visage; point de sensibilité ni de rénitence à la région du foie.

Bains au n° 14, boisson de Hontalade depuis un verre jusqu'à quatre. Vers le vingtième jour, survient une fièvre suivie de diarrhée très-abondante, bilieuse, durant une soirée et toute la nuit. Trois jours auparavant, la malade avait pris une pilule de croton.

La fièvre cessa, les plaques diminuèrent. Mme de B. quitta Saint-Sauveur après un séjour de six semaines avec un grand amendement dans sa santé.

VINGT-CINQUIÈME OBSERVATION.

M. L., du Gers, est sujet, depuis seize mois, à une névrose des plus intenses, des plus douloureuses, à la moitié droite de la tête. Chaque accès est annoncé, plusieurs heures à l'avance, par un malaise qui va croissant jusqu'à une souffrance extrême, une prostration anéantissante, accompagnées le plus souvent de vomissements et d'une grande fatigue aux jambes. Le moindre mouvement dans cette situation semble lui briser la tête; les jambes ne peuvent plus le soutenir, la parole est presque impossible.

Saignées abondantes, purgations, quinine, calmants, révulsifs avaient été employés par plusieurs médecins. Je ne sais combien de boutons de feu avaient été appliqués sur la tête. Rien n'avait pu combattre cette affection. M. L. arriva à Saint-Sauveur le 16 juillet.

Bains au n° 9, boisson de Hontalade, deux fois par jour ; chaque soir du sous-nitrate de bismuth. Le 3 août, il me dit que les attaques sont devenues supportables, qu'il se sent mieux d'un jour à l'autre. Sa figure ne présente plus la contraction ; elle est épanouie, considérablement rafraîchie. En un mot, la migraine est plus rare et infiniment moins douloureuse : l'estomac fonctionne mieux. M. L. part le 10 août, heureux de l'amélioration qu'il a obtenue.

VINGT-SIXIÈME OBSERVATION.

Mme P., de Cahors : douleur avec chaleur à l'épigastre et vers le cœur, manque absolu de sommeil, constipation opiniâtre ; il y avait eu des accidents du côté de la matrice, mais il n'y en a plus depuis plusieurs mois ; la menstruation est régulière ; grand abattement physique et moral. Elle était presque décidée à quitter Saint-Sauveur, où elle était depuis plusieurs jours, lorsqu'elle vint me trouver

Je prescrivis une potion sédative, des topiques calmants sur la région épigastrique, boisson de Hontalade coupée et bains. Dès le lendemain, il y eut un peu d'amélioration, et elle augmenta d'un jour à l'autre.

VINGT-SEPTIÈME OBSERVATION.

Mme L., de Toulouse : après la disparition d'une phlegmasie chronique de la matrice, une tumeur ayant paru au rectum et disparu au bout de quelque temps, un battement à l'aorte avec froid à l'épigastre ; peu de sommeil, appétit exagéré, digestions pénibles, endolorissement au bassin vers la partie postérieure principalement ; maigreur, pâleur, grande faiblesse, fièvre irrégulière survenant de temps en temps, avec le pouls serré, petit, la chaleur fort âcre, surtout à la paume des mains.

Elle se baignait au n° 2 : le froid à l'épigastre devenait de plus en plus insupportable. Déconcertée, elle voulait, comme la malade précédente, se retirer, lorsqu'elle vint avec elle me consulter, quinze jours après son arrivée.

Je conseillai : bains au n° 11 et douches, frictions sèches, lit bassiné après le bain, boisson de Hontalade mitigée, les trois premiers jours, ensuite pure et graduée, jusqu'à trois verres dans la journée. Le second bain fut suivi d'une amélioration sensible. La réaction se rétablit uniformément; le sommeil fut meilleur; les progrès furent rapides. Elle se retira, comme son amie, enchantée de Saint-Sauveur.

VINGT-HUITIÈME OBSERVATION.

Deux enfants cachectiques de deux et quatre ans, fils d'un père qui avait succombé à la syphilis, ont été menés à Saint-Sauveur deux années. La première, après cinq bains, ils ont été couverts de petits ulcères; puis ces ulcères ont disparu peu à peu. Les enfants se sont fortifiés; et la deuxième, dix ou douze bains (on n'a pas voulu qu'ils en prissent d'autres) n'ont produit ni éruption, ni ulcération; ils ont paru raviver de plus en plus ces petits êtres. L'un avait les jambes tournées en dehors; elles se sont beaucoup redressées.

Il est dommage qu'ils n'aient pas profité plus longtemps de l'influence de l'agent minéral qui leur était si salutaire.

VINGT-NEUVIÈME OBSERVATION.

Une enfant de dix ans, du Limousin, avait des plaques dartreuses sur plusieurs parties du corps. Après vingt bains, il n'en restait plus rien. L'appétit était très-augmenté, le coloris ravivé, la physionomie tout à fait changée. Les parents eurent la joie de la remmener dans l'état le plus satisfaisant. Aucun autre moyen curateur que l'eau de l'Établissement en bains ne fut employé.

TRENTIÈME OBSERVATION.

Marie H., de Mont-de-Marsan, âgée de vingt et un ans, lymphatique et nerveuse, éprouve, depuis dix-huit mois, après ses secondes couches, des douleurs sourdes vers les ligaments et la partie inférieure de la matrice, du relâchement dans toute la région hypogastrique, un peu de prolapsus, une perte blanche permanente, de la pesanteur de tête, des douleurs derrière les épaules, aux reins, parfois à l'estomac, une grande faiblesse, pâleur, petitesse du pouls et de la tristesse.

Le 12 août, bains au n° 8, injections vaginales pendant le bain, eau ferrugineuse de viscos aux repas, café de glands au lait pour le déjeuner.

Le 19 août, diminution dans la perte, dans la pesanteur de tête; grand amendement en tout; bien moins de tristesse. Suppression de l'eau ferrugineuse, remplacée par celle de Hontalade, prise, matin et soir, à dose progressive.

Le 1er septembre, Marie H. se dit guérie, et paraît heureuse.

Elle avait un enfant de deux ans qui avait eu un vaste abcès par congestion à une cuisse, et qui avait une grande faiblesse dans les membres inférieurs. A son arrivée à Saint-Sauveur, elle pouvait à peine se tenir un instant debout. Une vingtaine de bains au n° 8 et quelques douches la firent marcher très-bien.

TRENTE ET UNIÈME OBSERVATION.

Marie, d'Ossun, se rend à Saint-Sauveur, le 18 août, avec douleur à l'hypogastre, gonflement et serrement montant à l'épigastre, même plus haut; fortes chaleurs par moments, palpitations, irrégularités dans l'appétit, amaigrissement, faiblesse, grand malaise et découragement.

Elle avait eu, il y a un an, l'imprudence de prendre des bains, aux Espagnols, à Cauterets. Elle en fut sérieusement malade plusieurs mois.

Dans le printemps dernier, elle voulut essayer des bains de deux sources à Bagnères : elle s'en trouva fort mal. Enfin, s'étant rendue à Saint-Sauveur, que je lui avais conseillé avant qu'elle allât ailleurs, elle en a éprouvé d'excellents résultats. Sa santé continue de s'améliorer. Elle s'était baignée, dix-huit ou vingt jours, et elle buvait deux fois par jour à Hontalade.

TRENTE-DEUXIÈME OBSERVATION.

M. D..., magistrat très-distingué, âgé de soixante-trois ans, nerveux et sanguin, avait eu, dès son jeune âge, une dartre légère, furfuracée, qui se fixa d'abord aux jambes, puis sur le cuir chevelu. Des répercussifs l'ayant fait disparaître, il éprouva successivement une gastralgie intense, une entéralgie, des névralgies faciales, des douleurs vives à l'occiput et à la région cervicale. Sans que certains de ces symptômes se fussent dissipés, une large plaque dartreuse se manifesta, il y a quatre ans, autour de l'anus. M. D.... se livrait aux travaux de cabinet avec excès, et il avait éprouvé des chagrins. Aux signes morbides que j'ai énumérés, je dois ajouter une grande faiblesse. Tel était l'état du malade à son arrivée à Saint-Sauveur, le 29 août.

Bains au n° 6; un verre d'eau de Hontalade, matin et soir. 2 septembre, un peu moins de douleurs; un peu plus de forces.

Augmentation de boisson; bains au n° 13 : cette température convient mieux. Déjà M. D..., qui avait désespéré de guérir, a de l'espoir. Après trois semaines, il quitta Saint-Sauveur, délivré de toute douleur, de l'affection dartreuse, et heureux de son nouvel état.

TRENTE-TROISIÈME OBSERVATION.

Mlle de Vidouse, trente-deux ans, constitution très-délicate, éprouve, depuis plusieurs années, des douleurs souvent vives vers les reins et dans tout l'hypogastre. Elle a rendu, par intervalles, depuis plus d'un an, des grains sablonneux avec les urines. Matrice, reins, vessie, tous ces organes étaient très-sensibles à la pression. Elle souffrait souvent aussi de la tête, de la poitrine, et s'enrhumait facilement.

Elle se baigna trois semaines à l'Établissement, elle but tous les jours à Hontalade. Elle rendit plusieurs fois du gravier : son état s'amenda considérablement.

TRENTE-QUATRIÈME OBSERVATION.

M. M..., d'Ossun, d'une constitution athlétique, mais détériorée par les souffrances que lui occasionnait, depuis plusieurs années, la difficulté d'uriner, obligé de se sonder presque tous les jours, se rend à Saint-Sauveur sur la fin de la saison. Le mauvais temps l'empêche d'y passer plus de quinze jours. Il s'en est retiré avec une amélioration très-notable, et avec le regret de n'avoir pas recouru plus tôt à ce moyen qui a été le seul efficace.

TRENTE-CINQUIÈME OBSERVATION.

Après avoir vainement employé tous les remèdes usités contre une sciatique des plus vives, on se décida à essayer des bains de l'Établissement. Le malade, habitant de Saint-Sauveur, était porté tous les jours au n° 12. Les quinze premiers exaspérèrent la douleur. Il n'en voulait plus; on insista. Après quelques autres, il y eut un peu d'amélioration. Après trente ou trente-cinq, il fit de rapides progrès. Il en prit cinquante-cinq, et depuis il ne ressentit jamais de douleur. Quoiqu'il commence à avoir de l'âge, il jouit d'une brillante santé.

TRENTE-SIXIÈME OBSERVATION.

M. le comte de B..., âgé de soixante-cinq à soixante-dix ans, remarquait que son haleine devenait de plus en plus courte : il avait été grand chasseur. A son arrivée à Saint-Sauveur, il était essoufflé par la moindre montée, pour une petite promenade.

Après vingt-quatre bains sans boisson, la montée ne le fatigue plus; il fait de longues promenades sans aucune gêne. Il a pris de la force, de la fraîcheur, de l'embonpoint. Il est surpris de son changement et de la puissance de Saint-Sauveur. Il se promet d'y retourner l'année prochaine.

PROPRIÉTÉS DE HONTALADE.

Les faits plus encore que la composition chimique de l'eau de Hontalade indiquent qu'elle peut être employée très-avantageusement contre les névroses des organes de la digestion, de la respiration et de la circulation. Mais, par le jeu des sympathies, et d'ailleurs par les communications qu'établissent les cordons nerveux, l'influence favorable produite sur ces trois ordres de fonctions doit se refléter sur les autres, principalement sur les fonctions cérébro-spinales et génito-urinaires.

Gastralgies, entéralgies, migraines, coqueluche, suffocations, palpitations, asthme, hypocondrie, hystérie, peuvent trouver dans la source de Hontalade un puissant moyen de guérison.

L'efficacité en a été également constatée dans des faiblesses d'estomac avec ou sans saburre, dans la constipation par défaut de ton, dans une insuffisance d'action de l'appareil biliaire; dans la chlorose, dans des affections catarrhales laryngées, trachéales, bronchiques; dans l'hémoptysie, dans les laryngites, bronchites et pneumonies chroniques. Peut-être ces phlegmasies, à l'état même aigu, dès leur début, cèdent-elles à ce moyen, du moins les deux premières; car souvent des habitants de la localité, dès qu'ils sont pris d'un rhume, vont le noyer dans plusieurs verres d'eau de Hontalade.

Elle contient assez de principes sédatifs, résolutifs et cicatrisants, pour qu'il soit rationnel d'en induire qu'elle peut, de même que la Raillère et Bonnes, arrêter une phthisie commençante, empêcher le développement, la fonte des tubercules, ou, si celle-ci existe, et qu'il n'y ait pas une trop grande déperdition de substance pulmonaire, en opérer la cicatrisation.

Aidée par les bains de l'Établissement, et dans certains cas par l'eau de Visos, elle constituerait un agent thérapeutique très-précieux contre la phthisie qui ne serait pas encore parvenue à l'incurabilité absolue.

Il est bien peu de personnes qui ne digèrent facilement l'eau de Hontalade, si elles la prennent d'une manière convenable.

INDICATION DE L'EAU DE L'ÉTABLISSEMENT.

La boisson de cette source est employée comme sédative et tonique : mais on n'en fait pas un très-grand usage, vu que souvent elle ne passe pas facilement.

Mais si l'eau de l'Établissement n'est pas très-utilisée en boisson, il n'en est pas de même des bains et des douches.

Elle est efficace dans des irritations de la gorge avec granulations ou érosions (en gargarismes), dans les spasmes du pharynx, de l'estomac avec vomissements, des intestins, dans la diarrhée, la dyssenterie subaiguës et chroniques, avec ou sans ulcérations. Les spasmes et catarrhes des voies génito-urinaires, la gravelle, la dysurie par manque de contractilité dans la vessie, les ardeurs, etc., trouvent en elle une puissante action médicatrice. Des engorgements du foie, des altérations dans ses sécrétions, (épaississements, concrétion de la bile), des paralysies même par hémorragie cérébrale, des hémorroïdes, des hémorragies passives de divers organes, des symptômes consécutifs de syphilis ont été avantageusement modifiés par l'eau de l'établissement.

Saint-Sauveur est d'une efficacité remarquable dans les affections utéro-vaginales, avec engorgement et ulcérations accompagnées de douleurs plus ou moins vives. Les leucorrhées cèdent promptement à ce moyen. Les altérations si fréquentes du col de l'utérus, par phlegmasie chronique ou par congestion avec ulcération, qui résistent quelquefois aux cautérisations, et qui tendent souvent à une dégénérescence très-fâcheuse, sont presque toujours enlevées par les douches ascendantes et les bains.

Dans plusieurs cas morbides de l'utérus, en ramenant cet organe à l'état normal, Saint-Sauveur a fait cesser la stérilité. Il est aisé de comprendre qu'il a pu la faire cesser aussi dans des cas, moins fréquents, où elle dépend de l'homme : ainsi, dans la faiblesse ou dans une viciation de l'innervation avec exagération de la sensibilité amenant des déperditions séminales, et dans un épuisement général. Il a été très-utile dans la descente de la matrice, dans le relâchement des ligaments. M. Fabas dit qu'on laisse les pessaires à Saint-Sauveur.

La moindre attention portée sur la composition chimique de l'eau de l'Établissement doit la faire juger efficace contre diverses affections cutanées : c'est surtout dans des tempéraments à prédominance de la susceptibilité nerveuse. Comment, en effet, une eau, à sulfuration, alcalinité et onctuosité bien prononcées, n'aurait-elle pas une puissante action sur la peau? J'en ai vu plusieurs cas bien convaincants.

Des affections du système lymphatique, engorgements et ulcères, si communes dans l'enfance, ont trouvé à Saint-Sauveur un agent thérapeutique qui les a combattues, tout en ménageant l'impressionnabilité des organes, la mobilité nerveuse de cet âge.

Les bains et douches ont guéri des rhumatismes articulaires et musculaires chroniques, surtout ceux dans lesquels prédomine le caractère nerveux, même à l'état aigu.

Théophile Bordeu traitait certaines maladies aiguës par les eaux minérales des Pyrénées. C'est surtout Saint-Sauveur qui doit offrir cet avantage.

D'autres infirmités que celles que j'ai énumérées pourraient être guéries ou soulagées à Saint-Sauveur. J'aurais relaté plus d'observations, si je n'avais craint d'être trop long. Mon honorable collègue, M. Druène, en a recueilli de précieuses : j'espère qu'il les livrera à la publicité. Les malades, les médecins et la localité sont intéressés à ce qu'un moyen médical d'une grande puissance ait la vogue bien méritée dont il a joui durant un bon nombre d'années.

Avant d'avoir fait usage pour moi-même des eaux de Saint-Sauveur, j'étais, comme sont peut-être beaucoup de mes confrères, au-dessous de la confiance dont elles sont dignes. La reconnaissance ni aucun autre motif ne sauraient m'entraîner à l'exagération. Je voudrais que mes faibles efforts contribuassent à inspirer ma conviction sur la valeur médicale d'un moyen qui, après qu'on a épuisé en vain la série des ressources pharmaceutiques, a la vertu de délivrer le malade et le médecin d'une situation quelquefois désespérante.

Dassieu, ancien inspecteur de Baréges, qui jouissait à juste titre d'une grande réputation, envoyait très-souvent des malades à Saint-Sauveur, pour les préparer aux eaux de Bonnes, de Cauterets et de Baréges. Souvent aussi il arrivait qu'ils s'en trouvaient si bien qu'il les y laissait. On pourrait encore en tirer avantage pour mitiger le trop d'irritation produite parfois par les eaux plus fortes.

MODE D'ACTION.

Bordeu avait remarqué que les eaux minérales facilitent l'accomplissement de toutes les fonctions, et que souvent la guérison d'une maladie locale est beaucoup moins la conséquence de l'action directe des eaux sur la partie malade, que du surcroît d'activité qu'elles ont imprimé à l'économie tout entière.

Elles modifient avantageusement toutes les fonctions, spécialement celles qui s'opèrent sur les surfaces digestives et cutanées.

« Ces eaux, dit M. Patissier, agissent principalement sur deux vastes surfaces, sur la muqueuse gastro-intestinale et sur tout l'appareil tégumentaire : elles excitent ces deux membranes qui, à leur tour, réagissent sur les autres organes liés avec elles par de nombreuses sympathies, activent leurs fonctions et modifient leur vitalité : elles produisent dans l'économie une transmutation intime ; elles retrempent, en quelque sorte, le corps malade. »

Au mode d'action désigné ci-dessus par M. Patissier, qui parle des eaux minérales en général, j'ajouterai, quant à Saint-Sauveur, une grande action sur l'appareil urinaire. Hontalade procure souvent des crises salutaires sur la muqueuse intestinale, l'Établissement sur les reins et la vessie.

Ces eaux ont aussi une action révulsive incontestable, puisqu'elles produisent souvent sur la peau une irritation caractérisée par des rougeurs, des éruptions et de la démangeaison.

En résumé, les eaux de Hontalade et de l'Établissement sont éminemment sédatives, et non débilitantes, mais doucement toniques.

Il semble difficile que le même moyen puisse diminuer le ton, quand il est exalté, ou le hausser quand il est trop bas. L'eau de Saint-Sauveur contient des éléments propres à détendre, et d'autres propres à tonifier. Le corps peut se prêter plus aux uns ou aux autres, selon son besoin. Qu'une trop longue abstinence ait produit d'abord l'affaiblissement de l'organe de la digestion, puis l'éréthisme ; une alimentation convenable amènera la détente et la corroboration.

Du reste, par le mode d'emploi de l'eau et par le choix du degré de la température, le médecin peut obtenir des résultats variés. De plus, les efforts de la nature sollicitée ou aidée par l'agent curateur tendent à l'état normal.

Ces mêmes sources sont dépuratives, en éliminant par la peau ou par les muqueuses. (La vingt-septième observation prouve que Saint-Sauveur a été très-efficace dans la syphilis constitutionnelle par hérédité.)

Celle de Hontalade purge ou amène du moins la liberté du ventre. L'une et l'autre augmentent les urines.

Les eaux de Saint-Sauveur sont encore altérantes, résolutives, détersives et cicatrisantes. Elles ont aussi la propriété de favoriser l'expulsion des composés pierreux ou graveleux qui ne sont pas très-gros, sans doute en donnant plus d'élasticité, plus d'ampleur aux canaux, et en poussant ces corps étrangers soit par l'augmentation du liquide, soit par un surcroît de force organique. De plus, elles modifient les sécrétions de manière à empêcher la formation de nouveaux produits, pour un certain temps au moins.

J'ai cité deux observations (treizième et dix-huitième), l'une d'hémiplégie, l'autre de paraplégie. La première avait pour cause une apoplexie cérébrale assez ancienne; la deuxième un gonflement des enveloppes de la moelle, vers le bas de la colonne dorsale. En général les eaux sulfureuses, du moins les fortes, ne sont point jugées applicables à de tels cas.

Dans l'hémiplégie surtout, qui est due le plus souvent à l'apoplexie cérébrale, elles sont plus nuisibles qu'utiles, par trop d'excitation.

Saint-Sauveur a produit dans ces deux cas une modification très-avantageuse. Il a, sans doute, agi par résolution en même temps qu'il a tempéré la circulation et l'innervation.

Dans la treizième observation on voit encore qu'un rhumathisme articulaire chronique, assez intense, a cédé aux bains et douches de cette eau thermale, rapidement et complétement.

Je suis revenu sur ces quatre cas, parce que ce sont ceux dans lesquels on croit le moins à la vertu de Saint-Sauveur.

L'eau minérale des deux sources de Saint-Sauveur a plus d'activité qu'on ne le pense communément. On s'expose à des accidents en en buvant trop à la fois et en rapprochant trop les bains. La quantité de la boisson doit varier selon la nature de la maladie, l'âge, le tempérament, la disposition actuelle. C'est principalement quand la saturation n'est pas éloignée qu'il faut se modérer, il faut s'arrêter dès qu'elle arrive.

Les éléments de l'eau minérale sont mieux absorbés en boisson qu'en bains. Il est avantageux de commencer par des doses peu fortes et de les élever graduellement en en surveillant attentivement les effets. Il n'est pas rare de les voir produire des résultats opposés dans des individus dont les apparences sont identiques.

VISGOS.

A 3 kilomètres de Saint-Sauveur est une eau ferrugineuse qui coule assez abondamment. On l'associe quelquefois heureusement à celle de Saint-Sauveur. On va la boire à la source même sur les modestes montures du pays. On peut, si on le préfère, la prendre chez soi : on en apporte chaque matin.

VISOS.

Il se trouve encore à 3 kilomètres de Saint-Sauveur et à 2 de Luz, à 100 mètres au-dessus du village de Visos, une source sulfureuse froide (9° Réaumur). Elle est peu abondante : le transport ne l'altère point ; il existe peu d'eaux sulfureuses aussi incorruptibles que celle-ci.

Les vertus remarquables de cette source ont été constatées très-anciennement, puisque sa réputation avait attiré une reine de Navarre.

Elle contient, d'après l'analyse chimique de M. Bérard, du gaz hydrosulfurique combiné probablement avec la soude ; du gaz carbonique libre en plus grande quantité.

Elle contient de plus sur 10 000 grammes les substances suivantes :

Substance organique (barégine mêlée de bitume). 0gr,340
Carbonate de chaux.............................. 1 ,247
Carbonate de magnésie......................... 0 ,256
Sulfate de chaux................................ 0 ,490

Sulfate de magnésie. ....,................ 0,ᵍʳ050
Chlorure de calcium. .... 0 ,480
Carbonate de soude et chlorure de sodium , quantité
très-petite.

M. Fontan y a découvert aussi du carbonate de fer.

La vénération que les habitants de la vallée ont pour cette source, depuis un temps très-reculé, prouve que l'expérience en a démontré les excellents effets. Plusieurs médecins en ont obtenu des guérisons frappantes de plaies fraîches et de vieux ulcères, particulièrement M. Troy, chirurgien-major à Baréges, qui en a fait un grand usage. Ils l'ont reconnue supérieure à tout autre moyen usité dans ces cas, ainsi que dans les maladies articulaires par vice scrofuleux, et enfin dans toutes celles qui réclamaient une grande puissance résolutive, cicatrisante.

Les éléments qui composent cette eau , disent assez qu'elle doit jouir à un haut degré de ces trois propriétés. De ce point de départ il est aisé de voir à peu près toutes les affections dans lesquelles l'application de ce puissant moyen sera opportune.

A l'intérieur on l'emploie chaude ou froide, pure ou coupée, selon la portée du malade, et tiède à l'extérieur.

SALIGOS.

La source ferrugineuse de Saligos est à une petite distance de Saint-Sauveur. M. Druène m'a dit l'avoir employée souvent avec avantage.

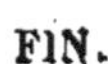

FIN.

TYPOGRAPHIE DE CH. LAHURE
Imprimeur du Sénat et de la Cour de Cassation
rue de Vaugirard, 9.